XIIIᵉ CONGRÈS INTERNATIONAL DE MÉDECINE

tenu à Paris du 2 au 9 août 1900

DE LA MALIGNITÉ

DE LA

MÔLE HYDATIFORME

PAR

le Prof. F. La TORRE, de Rome

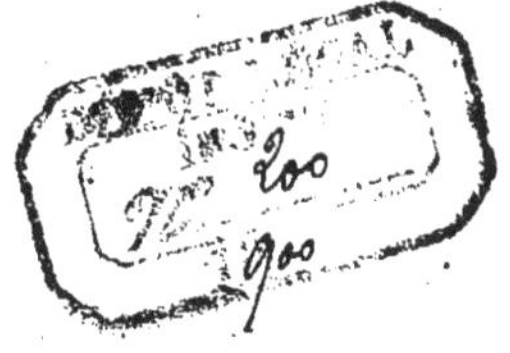

PARIS

A. MALOINE, ÉDITEUR

23-25, RUE DE L'ÉCOLE-DE-MÉDECINE, 23-25

1900

XIIIᵉ CONGRÈS INTERNATIONAL DE MÉDECINE

tenu à Paris du 2 au 9 août 1900

DE LA MALIGNITÉ

DE LA

MÔLE HYDATIFORME

PAR

le Prof. F. La TORRE, de Rome

PARIS

A. MALOINE, ÉDITEUR

23-25, RUE DE L'ÉCOLE-DE-MÉDECINE, 23-25

1900

DE LA

Malignité de la Môle hydatiforme

par le Professeur F. La TORRE, de Rome

MESSIEURS,

Je désire vous dire quelques mots sur la malignité de la môle hydatiforme.

On discutait tout dernièrement dans une Société savante un cas de môle. L'A, après avoir exposé le cas et dit qu'il avait extrait la masse môlaire à l'aide des doigts et après avoir rappelé le caractère malin de la dégénérescence hydatique, posa à peu près la question suivante :

Comment doit-on se comporter en présence d'une môle ? Doit-on se borner à extirper la masse charnue ou enlever d'emblée l'utérus ?

La question ainsi posée, permettez-moi de vous dire, Messieurs, est une des plus importantes et des plus graves. Il me semble nécessaire par conséquent de voir ce qu'il en est en réalité du pronostic de la môle pour pouvoir fixer une ligne de conduite rationnelle et un traitement qui convient. Car, je crains que nous irions faire fausse route si certaines idées avaient le dessus.

Je ne puis pas nier naturellement à la môle hydatiforme la malignité attribuée dans ces dernières années par des nombreuses recherches anatomo-pathologiques. Mais il me semble que l'on va trop loin en proposant l'extirpation de l'utérus dès le premier abord dans chaque cas de môle hydatiforme. Voilà ce que je veux combattre.

* *
*

On a rapproché la môle hydatiforme du déciduome malin. Qu'il existe une grande affinité entre ces deux maladies, cela est évident au point de vue étiologique comme au point de vue anotomo-pathologique.

Etiologie. — Les études remarquables de Sænger, Gottschalk, Pestalozza, Cazin, Bellin, Ouvry, Marchand, Neumann, Durante, von Franqué, etc., etc., ont démontré que plusieurs cas de déciduome malin se sont développés dans des utérus qui avaient porté une môle hydatiforme. On a pensé, comme les faits ont d'ailleurs démontré, que des débris de môle restés dans l'utérus étaient le point de départ de la néoplasie maligique.

Voici à ce propos de données statistiques ;

Pestalozza sur 38 déciduomes a trouvé 20 fois la môle
Cazin   » 17   »   »   9 »   »
Ouvry   » 18   »   » 18 »   »
Total   » 73   »   » 47 »   »

Nous avons donc que sur 73 femmes atteintes de déciduome malin, elles avaient eu 47 fois une grossesse molaire ; ce qui nous donne :

$$73 : 47 : 100 : \times = 64\ ^\circ/_\circ$$

le 64 °/₀ des cas.

J'ajoute, que Bellin et Durante ont trouvé la préexistence de la môle dans le tiers des cas de déciduome.

Il s'agit donc, ainsi que vous le voyez, d'une énorme quantité de môles hydatiformes se terminant par un déciduome malin. En un mot, dit Schwab, les observations cliniques qui montrent la fréquence du déciduome malin à la suite de l'expulsion de la môle ; les recherches de Marchand, Pestalozza, Neumann, Ouvry ; dans lesquelles on voit une infiltration maligne du muscle utérin, même parfois avec métastases, coexister déjà avec la grossesse molaire elle-même : tout prouve qu'il existe manifestement une parenté intime entre la môle hydatiforme et le déciduome malin.

Anatomie pathologique. — On appelle déciduome malin une tumeur maligne, histologiquement et cliniquement, à marche envahissante, à métastase, récidivant après son ablation et se développant dans l'utérus à la suite d'un accouchement, d'un avortement ou de l'expulsion d'une môle hydatiforme.

Le déciduome est constitué essentiellement par deux sortes de cellules proliférées : *a)* de cellules claires à protoplasme pauvre en granulations graisseuses, riche en glycogène, à noyau unique, se divisant par Karyokynèse qui proviennent de la couche de Langhans ; *b)* et des masses plasmodiales à protoplasma fortement granuleux, à noyaux nombreux se multipliant par division directe qui dérivent du syncytium. Or si nous faisons une comparaison entre la môle hydatiforme et le déciduome malin, nous y notons une structure presque identique.

En effet, la môle hydatiforme est caractérisée par une dégénérescence kystique des villosités choriales, dont les deux couches de revêtement — cellules de la couche de Langhans et masses syncytiales — peuvent proliférer et former une tumeur épithéliale qui se comporte comme une tumeur maligne.

La môle hydatiforme à part les villosités choriales est constituée ainsi que le déciduome malin de cellules proliférées et envahissantes, de la couche de Langhans et des masses syncytiales. Dans les deux cas, la malignité est due à la prolifération épithéliale.

La conclusion est, que si après l'expulsion d'une môle, il reste dans le muscle utérin de ces éléments cellulaires qui possèdent une telle propriété de prolifération, ils peuvent continuer à s'accroître et produire par leur dégénérescence une tumeur maligne — un déciduome. Or, ce qui reste à savoir c'est de voir si ces éléments cellulaires possèdent, dans tous les cas, et au même degré, la propriété de proliférer.

Pronostic de la môle hydatiforme. — Schwab écrit : « Toute malade donc, ayant expulsé une môle hydatiforme doit être surveillée avec soin ».

Ce jugement me semble rationnel, d'autant plus qu'on est obligé d'admettre qu'il y a une espèce de môle maligne et une espèce bénigne.

Mais le même Schwab, résumant toutes les opinions émises sur ce sujet, dit : « Le pronostic de la môle hydatiforme a, de tout temps, été considéré comme sérieux ; et si, dans la majorité des cas, la vie de la femme n'est pas en danger, au moins d'une façon immédiate, par suite de l'existence d'une môle, il n'en est pas moins vrai que parfois la mort peut survenir avant, pendant ou après l'expulsion de la môle. »

La mort peut être causée par l'hémorrhagie ou par l'usure de la paroi utérine et la mise à nu des sinus au moment de l'expulsion ou de l'extraction de la môle.

D'après une statistique ancienne de Hirtzmann, la mortalité, d'une manière générale, en cas de grossesse molaire, était de 13 %.

Mais la mortalité aujourd'hui n'est pas seulement celle immédiate, mais celle éloignée, la môle pouvant devenir un déciduome malin, affection excessivement grave.

Cependant nous avons une môle bénigne et une môle maligne.

La môle bénigne est celle qui peut vivre, disent les auteurs, un certain temps dans l'organisme maternel en parasite et en être chassée sans laisser les éléments épithéliaux qui font partie intégrante de sa malignité, ou quand on n'observe pas, au niveau du revêtement épithélial, des villosités de prolifération atypiques du syncytium et que le stroma de la villosité n'est pas envahi par des bourgeons syncytiaux.

Dans les conditions opposées la môle est maligne.

Or, ce qu'il faudrait connaître serait la raison pour laquelle dans certains cas les couches de revêtement des villosités de la môle prolifèrent et dans certains autres ne prolifèrent pas.

Doit-on attribuer cette propriété à la nature de l'irritation qui altère les éléments épithéliaux ?

En attendant et sans rien ôter de l'importance que les recherches modernes attribuent à la gravité de la môle hydatiforme, je crois que le nombre des môles bénignes n'est pas tellement petit pour nous faire accepter d'emblée un pronostic si grave qu'il n'y aurait plus qu'à procéder à l'extirpation de l'utérus dès la première rencontre avec une môle.

Que toute malade ayant expulsé une môle hydatiforme soit surveillée avec soin, cela est juste, prudent, rationnel : mais lui enlever toujours l'utérus sans que des faits existent, non.

C'est sur ce point que je veux attirer votre attention.

Je suis porté à cette conclusion par mon expérience personnelle et par celle d'autres accoucheurs.

J'ai rencontré dans ma pratique trois cas de môle hydatiforme ; le premier date de 8 ans environ : les autres deux, je les ai eus l'année après.

Eh bien ! voulant dans ces derniers temps controler les nouvelles études sur la môle et le désidnome, j'ai voulu revoir mes malades qui vivent à Rome. Je les ai trouvées toutes les trois vivantes et bien portantes.

Une, après l'expulsion spontanée de la môle et sans avoir subi aucun raclage de la cavité utérine, eut deux autres grossesses se terminant à terme physiologique par un accouchement normal ; les enfants vivent encore aujourd'hui. Une autre eut, presque immédiatement après la grossesse môlaire, une autre grossesse normale ; un enfant vivant. La troisième eut quatre grossesses dont trois se terminèrent physiologiquement et une par un avortement à la suite d'une chute.

Voilà donc trois môles hydatiformes d'une bénignité parfaite qui est hors de doute.

J'ai questionné à ce propos plusieurs confrères, direc

teurs de Clinique, directeurs de Maternité etc. et tous m'ont répondu d'avoir vu plusieurs cas de môle hydatiformeset ils n'ont pas trouvé la mortalité que l'on veut attribuer à la môle, ayant pu revoir pendant des longues années presque toutes les femmes qui avaient eu des grossesses môlaires.

J'ai déjà commencé une enquête sur ce point que je publierai bientôt, mais en attendant je crois que ce serait trop hardi de dire que toutes les môles doivent se terminer en déciduome et qu'on doit par conséquent ôter tous les utérus.

J'apprécie bien et à leur juste valeur les études modernes sur la malignité de la môle hydatiforme, mais je crois qu'il est prudent avant d'extirper un utérus après l'expulsion d'une môle, que les symptômes caractéristiques du déciduome malin se soient manifestés. Le pronostic de la môle hydatiforme est sûrement grave mais non au point d'extirper toujours l'utérus sans indication précise et bien claire.

IMPRIMERIE F. DEVERDUN, BUZANÇAIS (INDRE)

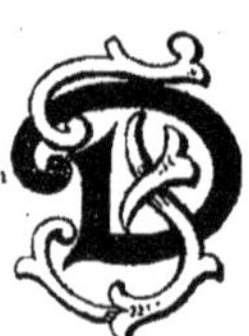

BUZANÇAIS (INDRE), IMPRIMERIE F. DEVERDUN.

www.ingramcontent.com/pod-product-compliance
Ingram Content Group UK Ltd.
Pitfield, Milton Keynes, MK11 3LW, UK
UKHW020205080726
13614UKWH00006B/2626